BEI GRIN MACHT SICH IHR WISSEN BEZAHLT

AF167027

- Wir veröffentlichen Ihre Hausarbeit, Bachelor- und Masterarbeit

- Ihr eigenes eBook und Buch - weltweit in allen wichtigen Shops

- Verdienen Sie an jedem Verkauf

Jetzt bei www.GRIN.com hochladen und kostenlos publizieren

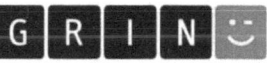

Ernährungscoaching nach dem GROW-Modell von John Withmore

Anika Kretz

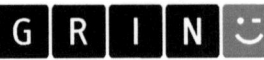

Bibliografische Information der Deutschen Nationalbibliothek:

Die Deutsche Nationalbibliothek verzeichnet diese Publikation in der Deutschen Nationalbibliografie; detaillierte bibliografische Daten sind im Internet über http://dnb.d-nb.de abrufbar.

ISBN: 9783346569646
Dieses Buch ist auch als E-Book erhältlich.

Druck und Bindung: Books on Demand GmbH, Norderstedt Germany
Gedruckt auf säurefreiem Papier aus verantwortungsvollen Quellen

Das vorliegende Werk wurde sorgfältig erarbeitet. Dennoch übernehmen Autoren und Verlag für die Richtigkeit von Angaben, Hinweisen, Links und Ratschlägen sowie eventuelle Druckfehler keine Haftung.

Das Buch bei GRIN: https://www.grin.com/document/1163995

Name, Vorname:	Kretz Anika
Modul:	Ernährungspsychologie
Studiengang:	Ernährungsberatung
Datum Präsenzphase:	03.08.-05.08.2020
Aufgabe:	Durchführung einer Ernährungsberatung unter Einbezug des GROW-Modells

Inhaltsverzeichnis

1 Einleitung

Im Folgenden wird die Durchführung eines 6-wöchigem Ernährungscoachings unter Einbezug des GROW-Modells behandelt. Aus Datenschutzgründen wird die Versuchsperson im Folgenden Klientin X betitelt.

1.1 Charakterisierung von Klientin X

Tab. 1: Allgemeine Daten der Person mit Bewertung (eigene Darstellung)

Erfasste Parameter	Klientin X	Bewertung
Alter	22	Stellt keine Einschränkung für das zukünftige Coaching dar
Metabolisches Alter (TANITA Messung)	30	Nicht optimal, da es älter als das biologische Alter ist
Geschlecht	Weiblich	Stellt keine Einschränkung für das zukünftige Coaching dar
Körpergröße	1,73	Stellt keine Einschränkung für das zukünftige Coaching dar
Gewicht	85 kg	Stellt keine Einschränkung für das zukünftige Coaching dar
BMI	30	Nicht optimal, da es außerhalb des Normbereiches liegt (Norm: 18,5-24,9 (World Health Organization, 2000))
Taille-Hüft-Quotient	1	Norm: Unter 0,85 Luppa D. (2020)
Körperfettanteil	35 %	Nicht optimal, da im Normbereich von 21-33% bei 20-39-Jährigen (Luppa, 2020)
Soziale Situation	Wohnt mit Lebensgefährtem zusammen	Chance oder Risiko: Je nach Unterstützung des Partners
Berufliche Situation	Studentin	Stellt keine Einschränkung für das zukünftige Coaching dar

4

Erfasste Parameter	Klientin X	Bewertung
Persönlichkeitsprofil	Desinteressierte Fast-Fooder	Ein Bewusstsein der positiven Effekte der gesunden Ernährung muss geschaffen werden, um diesen Persönlichkeitstypen zu motivieren.
Risikoprofil	Vorerkrankungen: Keine Mögliche Folgen: Keine Lebensgefährte, der eventuell nicht mitzieht, Außer-Haus essen in der Uni, Abends Snacken vor dem Fernseher	Optimale Voraussetzungen bei ausreichender Kommunikation und Rückfallprophylaxe
Sportliche Aktivität	Seit einem Jahr: Eigengewichtstraining 2x pro Woche ca. 45 Minuten	Sehr gute Voraussetzung, um weitere Gewohnheiten zu ändern
Motive	Gewicht reduzieren	Liegt im Bereich des Möglichen
Orthopädische Probleme	Keine	Optimale Ausgangssituation
Internistische Probleme	Keine	Optimale Ausgangssituation
Ärztliche Behandlungen	Keine	Optimale Ausgangssituation
Einnahme von Medikamenten	Keine	Optimale Ausgangssituation
Sonstige gesundheitliche Einschränkungen	Keine	Optimale Ausgangssituation

Die Testperson weist einen guten Gesundheitszustand auf. Viele der gemessenen Größen in Tabelle 1 liegen innerhalb des optimalen Bereiches der Normwerte, an allen Anderen kann innerhalb des Coachings gearbeitet werden.

Die Person weist keinerlei orthopädische oder internistische Einschränkungen auf und ist nicht auf die Einnahme von Medikamente angewiesen.

Klientin X ist dem Persönlichkeitstypen der Desinteressierten Fast-Fooder zuzuordnen (Stieß und Hayn, 2005). Ihr Lebensgefährte (23) und sie (22) leben zusammen in einer 3-Zimmer-Wohnung und achten laut eigener Aussage eher wenig auf die Ernährung. Es muss meist schnell gehen und es wird eher wenig Obst und Gemüse, dafür aber mehr Fleisch verzehrt.

1.2 Ausgangssituation von Klientin X

Die Klientin ist eine 22- jährige Studentin, welche gerne abnehmen möchte. Sie fühlt sich nicht wohl in ihrem Körper und findet sich selbst „hässlich", was ihre Lebensqualität stark beeinträchtigt. Ihr größtes Problem stellen die Heißhungerattacken, das Fast Food Essen Außer Haus und das Essen aus Langeweile vor dem Fernseher dar. Sie isst außerdem wenig Obst und Gemüse, dafür aber viele Fertigprodukte und Fast Food Produkte, vor allem wenn sie in der Universität ist. Sie geht einmal pro Woche Einkaufen und achtet vor Allem auf den Preis und auf eine möglichst kurze Zubereitungszeit. Zuhause stellt sie sich ungern „stundenlang" in die Küche, sondern bevorzugt eine effiziente und schnell zubereitete Lösung. Sie isst meist schnell, ohne das Besteck einmal aus der Hand zu legen oder etwas zu trinken. In ihrer Nahrungsauswahl ist die Klientin nicht eingeschränkt, da ihr so gut wie alles gut schmeckt. Ihr mangelt es an geeigneten Ideen, Mahlzeiten schnell und gesund zu gestalten.

Die Klientin besitzt ein sehr geringes Selbstwertgefühl. Sie hat schon mehrere Diäten alleine ausprobiert, landete aber jedesmal wieder an ihrem Ausgangspunkt. Sie hat nach manchen Diäten sogar nochmals zugenommen. Laut eigener Aussage isst sie sehr wenig, trotzdem sie immer hungrig ist. Ihr wurde daraufhin erklärt, dass sie zwar „wenig" Volumen zu sich nehmen kann, gleichzeitig aber viele Kalorien zugeführt werden können, da sie einfach ausgedrückt „das Falsche" aß. Es wurde notiert, dass verschiedene Lebensmittel und deren Energiedichte in der zukünftigen Beratung besprochen werden sollen.

2 Coaching-Prozess

2.1 Beschreibung GROW Modell

John Withmore entwickelte Anfang der 1990er Jahre ein Modell, um Coachings mit einer bestimmten Struktur und einem bestimmten Ablauf durchzuführen (Grant, 2011). Dieses Modell nannte er GROW Modell. Das GROW Modell besteht aus einzelnen Stufen, deren Namen mit den Anfangsbuchstaben G, R, O und W beginnen.

„G" steht für „Goal". In dieser ersten Stufe geht es einzig und allein darum, die Teil- und Endziele des Kunden zu bestimmen. Mit Hilfe von verschiedenen Tools wie zum Beispiel der SMART Formel und spezifischen W-Fragen können Ziele detailliert erarbeitet werden (Grant, 2011).

„R" steht für „Reality". In der zweiten Stufe des Modells geht es um den Ausgangszustand des Kunden und dessen aktuellem Verhalten. Es wird reflektiert, inwiefern ihn seine Gewohnheiten und sein aktuelles Verhalten näher oder weiter weg vom Ziel gebracht haben (Grant, 2011).

„O" steht für „Options". Die dritte Stufe befasst sich mit den Strategiewegen und verschiedenen Möglichkeiten, die dem Kunden offen stehen um sein Ziel zu verfolgen. Es wird ein Handlungsentwurf mit Lösungsvorschlägen erarbeitet, wobei der Coach keine Vorgaben machen sollte, sondern der Kunde in die Selbstwirksamkeit geführt werden sollte und zur „Hilfe zu Selbsthilfe" angeleitet wird (Grant, 2011).

„W" steht für „Will" oder „What". In der vierten und gleichzeitig letzten Stufe werden diejenigen Handlungsmaßnahmen aus den Ergebnissen der letzten Stufe ausgewählt, die der Kunde tatsächlich bereit ist umzusetzen. Hier wird deutlich und detailliert besprochen und festgelegt, wie die Maßnahmen umgesetzt werden, sodass eine möglichst niedrige Hürde besteht, diese tatsächlich im Alltag des Kunden zu integrieren (Grant, 2011).

Zum Schluss wird noch „Gap" besprochen. In dieser Stufe geht es um die Veränderung, die zwischen zwei Coachingsitzungen stattgefunden hat: Was funktionierte gut oder schlecht? Was wurde erreicht? (Grant, 2011)

7

Die einzelnen Stufen, sowie die Struktur des gesamten Modells, bauen aufeinander auf. Deshalb sollte man während der gesamten Beratungssitzungen jeweils eine Stufe nach der Anderen behandeln. Natürlich gibt es Situationen, in welchen man von diesem theoretischen Modell abweicht (Whitmore, 2009), grundsätzlich macht es aber Sinn, sich immer wieder der Struktur des Modells zu widmen, um nicht von Kurs abzuweichen: Den Klienten zur Hilfe zur Selbsthilfe anzuregen und ihm somit ermöglichen, sein Ziel zu erreichen.

Sollte man feststellen, dass bestimmte Beschlüsse in der vorherigen Beratung nicht umsetzbar sind oder nicht mehr zur Situation des Kunden passen, kann man wieder zur vorherigen Stufe wechseln, um die Gegebenheiten anzupassen (Whitmore, 2009).

In der 6-wöchigen Beratung von Klientin X, wurden die Empfehlungen der Deutschen Gesellschaft für Ernährung [DGE] umgesetzt: „Laut der DGE sollte man die Lebensmittelvielfalt genießen und überwiegend pflanzliche Lebensmittel konsumieren. Mindestens 3 Portionen Gemüse und 2 Portionen Obst sollten am Tag gegessen werden. Bei Getreideprodukten wie Brot, Nudeln, Reis und Mehl ist die Vollkornvariante zu bevorzugen und Milchprodukte wie Joghurt und Käse sollten täglich konsumiert werden. Ein- bis zweimal pro Woche ist der Konsum von Fisch zu empfehlen und gesundheitsfördernde Fette wie Rapsöl und daraus hegestellte Streichfette sind zu bevorzugen. Vermeiden sollte man zuckergesüßte Lebensmittel und der Anteil an salzreichen Lebensmitteln sollte reduziert werden. Am besten sollte man mindestens 1,5 Liter Wasser oder ungesüßten Tee pro Tag trinken, sich regelmäßig körperlich betätigen und auf das eigene Gewicht achten. Bei der Zubereitung von Essen sollte man darauf achten, dieses schonend zuzubereiten und daraufhin achtsam zu essen und zu genießen.

Die 10 Regeln der DGE ähneln den Regeln der World Health Organisation [WHO], welche international agiert, sehr (WHO, 2020). Auch sie veröffentlichen regelmäßig den „Dietary Reference Intake" [DRI] (DGE, 2020). Zusammengefasst beinhaltet auch dieser jeden Tag Obst und Gemüse zu essen, den Zucker- und Salzkonsum zu reduzieren und mehr gesundheitsfördernde Fette zu konsumieren. Dies beugt ernährungsbedingte Krankheiten wie Diabetes, Herzerkrankungen, Herzinfarkte und Krebs vor und kann diese sogar verhindern. (WHO, 2020). Eine gesundheitsorientierte Beratung sollte sich möglichst an den Vorgaben der DGE und der WHO orientieren. Die Konsequenz für eine gesundheitsorientierte Beratung bei Adipösen ist laut der Deutschen Adipositas Gesellschaft [DAG] eine Reduktion des Verzehrs von Fett oder Kohlenhydraten oder Beidem. Auch eine Diättherapie mit Formulaprodukten wird zur Gewichtsreduktion empfohlen. (DAG, 2014, S.46)." (modifiziert nach Kretz, 2019)

2.2 Stufe Goal

Tab. 2: Allgemeines Ziel des Coachings anhand der SMART Formel (eigene Darstellung)

SMART Formel	Detailliertes Ziel
Spezifisch	Gewichtsabnahme
Messbar	6 Kilogramm
Attraktiv	mit Unterstützung des Coachings
Realistisch	Jede Woche für 6 Wochen wird eine neue Ernährungsgewohnheitsänderung durchgeführt.
Terminiert	Innerhalb von 6 Wochen

Innerhalb von 6 Wochen sollen 6 Kilogramm mit Unterstützung des Coachings verloren werden. Jede Woche wird hierfür eine neue Ernährungsgewohnheitsänderung durchgeführt und geübt.

Tab. 3: Festgelegte Etappenziele von Klientin X (eigene Darstellung)

Coaching Sitzung (Zeit)	Ziel (Inhalt)
1	0 kg Abnahme (Erste Sitzung)
2	1,5 kg Abnahme
3	1,5 kg Abnahme
4	1 kg Abnahme
5	1 kg Abnahme
6	1 kg Abnahme

In der ersten Coachingsitzung wurden die allgemeinen, sowie die einzelnen Etappenziele ausführlich behandelt und festgelegt. Die Klientin wollte anfangs 15 Kilogramm in 6 Wochen abnehmen, woraufhin ihr erklärt wurde, dass dies zwar möglich ist, jedoch mit ziemlicher Sicherheit statt Fettmasse, auch viel Muskelmasse verloren gehen würde, da der Körper bei einer zu schnellen Abnahme den Abbau der Proteinstrukturen dem Abbau der Fettstrukturen vorzog (Luppa, 2020). Es soll außerdem vermieden werden, dass ein JoJo-Effekt passiert und sie danach alles wieder zunimmt. Die Erfahrung zeigt: Je langsamer die Abnahme passiert, desto langfristiger kann das neue Gewicht gehalten werden. (Luppa, 2020)

Gemeinsam wurde auch der tieferliegende Grund der Abnahme erörtert: Sie möchte sich gerne wieder schön fühlen. Manchmal zweifelt sie an der Liebe ihres Partners, weil sie sich nicht vorstellen kann, dass er sie wirklich mit ihrem derzeitigen Gewicht und Aussehen liebt. Nach weiterem Nachfragen und mithilfe von offenen Fragen, sowie empathischem Spiegeln von Seiten des Coaches, wurden auch einige gesundheitliche Gründe ersichtlich: Sie möchte lange leben und im Alter nicht an Herz-Kreislauf-Erkrankungen erkranken. Sie möchte bis ins Alter Vital und Fit sein und noch mit ihren Kindern und Enkeln spielen können.

Ihr wurde während dieser ersten 60-minütigen Coachingsession bewusst, wieviele Gründe für die Abnahme sprechen und dass sie nun definitiv etwas ändern muss. Zur nächsten Sitzung hat sie sich das Ziel gesetzt, 1,5 Kilogramm abzunehmen.

In der zweite Sitzung nannte die Klientin das Ziel alle erreichten Gewohnheitsänderungen so beizubehalten und nun noch den Konsum des täglichen Gemüsebedarf zu schaffen. Da sie abgenommen hatte, wollte sie den Ernährungsplan so weiterführen, sich nun aber mehr auf das Gemüse konzentrieren, mit welchem sie Schwierigkeiten gehabt hatte. Eine weitere Gewohnheit, die hinzukommen sollte ist die Gewohnheit Essen und Fernsehen zu trennen, da sie oft zu Hause vor dem Fernseher aß, anstatt sich in Ruhe Zeit zu nehmen und sich auf den Genuss zu konzentrieren. Zur nächsten Sitzung wollte sie weitere 1,5 Kilogramm abnehmen, da sie das vorherige Ziel übertroffen hatte.

In der dritten Sitzung sollten wieder alle erreichten Gewohnheitsänderungen beibehalten werden und diesmal setzte sich die Klientin das Ziel, zu jeder Mahlzeit noch eine Eiweißquelle zu integrieren. Gewichtstechnisch möchte sie diesmal 1 Kilogramm bis zur nächsten Sitzung weniger wiegen.

In der vierten Sitzung setzte sich die Klientin das Ziel, fünf Stunden Pause zwischen den Mahlzeiten zu lassen, bevor sie wieder etwas aß, um den Blutzuckerspiegel nicht zu erhöhen und somit die Fettverbrennung zu hemmen. Sie möchte bis zur nächsten Sitzung wieder 1 Kilogramm verlieren. Dazu braucht sie Hilfe, da sie vom letzten Mal etwas weniger als erwartet abgenommen hatte. Jetzt müssen Lösungen zusammen mit dem Klienten erarbeitet werden, die ihn seinem Ziel näher bringen und in seinen Alltag passen, damit er diese ohne Probleme umsetzen kann (Pieter & Dornberg, 2019).

In der fünften Sitzung sollten wieder alle erreichten Gewohnheitsänderungen beibehalten werden und diesmal wollte sie sogenannte „Rettungsanker" integrieren, die sie zwar zwischen zwei Hauptmahlzeiten sättigten, die Fettverbrennung aber nur kurz hemmten. Mit diesen Ankern will sie außerdem Heißhungerattacken vorbeugen und weniger das Gefühl haben, sich etwas verbieten zu müssen. Sie möchte bis zur nächsten Sitzung wieder 1 Kilogramm verlieren. Da sie nicht in alter Muster zurückverfallen möchte, soll mit dem Coach eine Strategie entwickelt werden, wie man die bisherige Empfehlung modifizieren kann, um sie optimal in den Alltag integrieren zu können (Pieter & Dornberg, 2019).

In der sechsten Sitzung sollten wieder alle erreichten Gewohnheitsänderungen beibehalten werden und diesmal wollte sie gesunde Omega-3 Fette integrieren, um ihren Stoffwechsel zu optimieren, ihren Grundumsatz zu erhöhen und somit ein weiteres Kilo zu verlieren. Sie möchte in der nächsten Woche wieder 1 Kilogramm verlieren. Bisher hat die Klientin 6,1 Kilogramm abgenommen und somit ihr Ziel übertroffen, da sie noch eine Woche Coaching vor sich hatte. Es ist möglich auch weiterhin abzunehmen und bis zur nächsten Woche 1 Kilogramm zu verlieren (Pieter & Dornberg, 2019).

2.3 Stufe Reality

Mit Hilfe des 7-Tägigen Ernährungsprotokolls, welches die Klientin ausgefüllt zum ersten Termin mitbrachte (siehe Anhang 1), wurde das derzeitige Verhalten sowie der IST-Zustand festgehalten und analysiert. Gemeinsam wurde reflektiert, welche Gewohnheiten ihr Verhalten prägen und welche sie bisher vom Erreichen ihrer Ziele abgehalten haben. Auffällig für die Klientin war unter Anderem, dass sie viel zu wenig Obst und Gemüse aß, zu viele einfachen Kohlenhydrate konsumierte, zu wenig trank und zu oft aß, während sie zum Beispiel vom Fernseher abgelenkt war (DGE, 2020). Es ist erkenntbar, dass sie sich schon mit Ernährungsthemen auseinandergesetzt hat. Um der Klientin die Wichtigkeit einer Ernährungsumstellung aufzuzeigen, wurde eine Vierfeldertafel erarbeitet (siehe Anhang 2), die die zukünftigen langfristigen und kurzfristigen Folgen behandelte, welche auftreten könnten, würde sie etwas ändern und würde sie alle Gewohnheiten so beibehalten. Hier fand die Klientin ihre Motivation etwas zu ändern und war positiv gestimmt, Empfehlungen auch durchzuführen. Sie nahm sich vor, ihre Gewohnheiten während des Coachings zu ändern und mit dem Coach verschiedene Strategiewege zu erarbeiten, die sie zu ihrem Ziel führen und gleichzeitig in ihren Alltag integrierbar sind (Pieter & Dornberg, 2019).

In der zweiten Sitzung wurde ein Bewusstsein geschaffen, welche Gewohnheiten einwandfrei funktionierten und an welchem Ernährungsverhalten man noch schrauben musste. Die Klientin gab Feedback bei Dingen, die ihr leicht und auch bei den Umstellungen, die ihr schwer fielen bzw. für sie persönlich unmöglich umzusetzen waren. Einwandfrei funktioniert hatte das Integrieren von zwei Portionen Obst in ihren täglichen Alltag. Es gibt viele verschiedene Obstsorten die ihr schmeckten und diese waren einfach gekauft und direkt gegessen. Sie hatte außerdem damit begonnen, ihre „Süigkeitenschublade" auf der Arbeit auszumisten und diese mit gesünderen Alternativen zu füllen. Sie nannte hierbei Beispiele wie gekochte Eier und Trockenfrüchte. Sie meinte außerdem, dass sie zwischendurch allgemein nicht mehr so oft zur Schublade griff. Dies hatte sich auch an ihrem Gewicht gezeigt: Klientin X hat innerhalb von einer Woche 1,8 kg abgenommen. Dieser erste Erfolg förderte natürlich ihre Motivation. Wo noch Übungsbedarf besteht, ist die Gewohnheit drei Portionen Gemüse zu verzehren: Die Klientin mag zwar Gemüse, findet es aber umständlich dies zuzubereiten. Als eigenen Lösungsvoschlag brachte die Klientin an, dieses in Zukunft direkt roh zu verzehren. Ihr Mann könnte in Zukunft mehr Gemüse kaufen, welches man direkt roh verzehren könnte, wie zum Beispiel Paprika, Karotten oder Gurken. Durch die Unterstützunge ihres Mannes würde es ihr außerdem leichter fallen, sich an den Ernährungsplan zu halten (Pieter & Dornberg, 2019).

Nach den ersten drei Wochen, schaffte es die Klientin das Gemüse mit zu integrieren. Sie verlor weitere 1,7 Kilogramm und machte einen sehr glücklichen und motivierten Eindruck. Laut eigener Aussage schaffte sie es, die Gewohnheiten umzusetzen, da sie genügend voraus plante und gesundes Essen zur Priorität gemacht hatte. Selbst bei ihrem Partner konnte sie Veränderungen im Essverhalten sehen, was beide sehr erfreute.

In der vierten Sitzung wurde eine Gewichtsabnahme von 0,6 Kilogramm festgestellt. Obwohl dies immer noch bedeutet, dass die Kundin in einem Kaloriendefizit aß, hat es sie sehr demotiviert, da sie in den Wochen zuvor jeweils mehr als ein Kilogramm abgenommen hatte. Sie konnte es sich selbst nicht erklären, da sie alles genauso gemacht hatte wie zuvor. Ihr wurde dann erklärt, dass Gewichtsschwankungen normal wären und es auch normal sei, während einer Ernährungsumstellung etwas zu stagnieren. Solange es in die richtige Richtung ginge, wäre das kein Problem. Um es der Klientin zu ermöglichen, länger in der Fettverbrennung zu bleiben, wurden Pausen von 4-5 Stunden zwischen den Mahlzeiten vorgeschlagen, um den Blutzuckerspiegel zwischen den Hauptmahlzeiten

nicht anzuheben und somit keinen Insulinausstoß und gleichzeitige Fetthemmung zu ver-
ursachen (Luppa, 2020).

In der fünften Sitzung wurde eine Gewichtsabnahme von 0,7 Kilogramm gestgestellt. Die
Klientin hat sich mehr erhofft, weiss aber schon woran es lag, dass sie das eigentliche
Ziel von 1 Kilogramm nicht erreicht hat. Sie hatte die Pause zwischen den Mahlzeiten
nicht immer einhalten können und stattdessen Obst gegessen. Da Obst viel Glukose ent-
hält, welche den Blutzuckerspiegel steigen lassen und die Fettverbrennung hemmen, war
dies eher kontraproduktiv, um länger in der Fettverbrennung zu bleiben (Luppa, 2020).

In der sechsten Sitzung wurde eine Gewichtsabnahme von 1,2 Kilogramm festgestellt.
Die Klientin war überglücklich und hatte das Gefühl, „den Dreh nun raus" zu haben. Alle
eigens überlegten vorherigen Gewohnheiten konnte sie einwandfrei in ihren Alltag integ-
rieren und umsetzen. Dies auch weiterhin zu tun, war das Ziel. Des weiteren hatte sie
gelesen, dass Omega-3 Fettsäuren den Stoffwechsel aktivieren könnten, weshalb in dieser
Stunde das Thema Omega-3 vorrangig war. Um die entzündungshemmende Omega-3
Fettsäure in ihren Essalltag zu integrieren und somit ihren Grundumsatz zu erhöhen, ihre
Energie sowie ihre Konzentration zu erhöhen, ihren Blutfluss zu erhöhen sowie ihr
Krankheitsrisiko an Koronaren Herzkrankheiten zu erkranken zu erniedrigen (Luppa,
2020) wurden verschiedene Omega-3 Quellen besprochen und wie sie diese in ihren Alltag integrieren könnte. Es wurde wieder darauf geachtet, eher weniger vorzugeben, sondern der Klientin den Raum zu geben, selbst Möglichkeiten zu erarbeiten und Lösungen
zu finden

2.4 Stufe Options

Da sie schon drei Crashdiäten hinter sich hat, wurde wollte sie ihren Körper sowie ihre
Psyche diesmal langsam an die ausgewogene Ernährung heranzuführen und ihre Gewohnheiten nach und nach zu ändern, um den Jojo-Effekt zu umgehen und eine langfristige Gewichtsabnahme zu gewährleisten (Luppa, 2020). Nun gibt es verschiedene Möglichkeiten, wie sie anfangen kann, ihre Ernährung zu ändern: Sie könnte anfangen genügend Obst und Gemüse zu essen, 2-3x pro Woche Fisch verzehren um ihre Omega-3

Zufuhr zu erhöhen. Sie könnte anfangen zu jeder Mahlzeit Protein zu verzehren und aufhören Weißmehlprodukte zu konsumieren. Da Alles auf einmal zwar umsetzbar, aber nicht langfristig wäre, wurde während der Sitzung in der nächsten Stufe herausgearbeitet, was am ehesten Sinn macht und worauf sie sich die nächste Woche konzentrieren möchte. Als eigenen Lösungsvoschlag brachte die Klientin in der zweiten Sitzung an, das Gemüse in Zukunft direkt roh zu verzehren. Ihr Mann könnte in Zukunft mehr Gemüse kaufen, wie zum Beispiel Paprika, Karotten oder Gurken. Durch die Unterstützunge ihres Mannes wird es ihr außerdem leichter fallen, sich an den Ernährungsplan zu halten (Pieter & Dornberg, 2019). Um nicht mehr vor dem Fernseher zu essen, könnte Sie diesen Abends ausstecken, um die Hürde zu haben diesen extra wieder einstecken zu müssen, sie könnte ihren Mann außerdem bitten, sie darauf hinzuweisen, sollte sie es vergessen.

In der dritten Sitzung wurde ausführlich über die verschiedenen Eiweißquellen gesprochen und inwiefern sie diese in ihren Alltag und zu jeder Mahlzeit integrieren könnte. Sie meinte sie könnte zum Beispiel statt morgens Milch zum Müsli zu essen, auf Magerquark oder Skyr umsteigen. Des weiteren könnte Sie immer eine Thunfischdose in ihrer Tasche mit dabeihaben, um diesen mittags zu ihrem Salat dazuzugeben. Außerdem hat sie überlegt, Proteinshakes zu den Mahlzeiten zu trinken, diese Idee aber direkt wieder verworfen, da sie das schon früher versucht hat, es ihr aber irgendwann nicht mehr schmeckte und zu viel wurde.

In der vierten Sitzung wurde eine Lösung gesucht, die Klientin noch länger in der Fettverbrennung zu halten. Die Klientin brachte an, eine Pause zwischen den einzelnen Mahlzeiten von 4-5 Stunden einzuhalten. Mit der Klientin wurde ausführlich besprochen, ob sie sich vorstellen könnte diese einzuhalten und ob es zu ihrem Ernährungsverhalten passte. Klientin X brachte sofort Eigenvorschläge an und zusammen mit dem Coach wurden Möglichkeiten besprochen wie sie diese planen könnte und zu welchen Uhrzeiten sie dann essen könnte (Pieter & Dornberg, 2019). Des weiteren wurde die Mahlzeitenfrequenz besprochen: Eventuell könnte sie statt fünf Mahlzeiten auf zwei bis drei umsteigen.

In der fünften Sitzung wurden Lösungen zur Überbrückung der vier bis fünf Stunden zwischen den Mahlzeiten gesucht, welche die Fettverbrennung des Körpers gar nicht beziehungsweise nur wenig hemmen. Aus einer Liste von geeigneten „Rettungsankern", welche wir gemeinsam erarbeitet hatten (Lebensmittel, die keine Kohlenhydrate enthalten und ihr gleichzeitig gut schmeckten) suchte sich die Klientin verschiedene Lebensmittel heraus, welche sie sich vorstellen könnte, in Zukunft statt dem Obst zwischen den Hauptmahlzeiten zu konsumieren. Das Obst würde sie dann zu den Hauptmahlzeiten oder direkt danach konsumieren.

Es wurde in der sechsten Sitzung ausführlich über das Thema Omega-3 gesprochen und die Klientin hat sich alle Omega-3 reichen Lebensmittel aufgeschrieben und überlegte dann, wie sie diese in ihren Essalltag integrieren könnte: sie wollte entweder zwei bis dreimal pro Woche fetten Fisch verzehren, zwei Esslöffel Leinöl pro Tag konsumieren oder mit einer 2.000mg EPA/DHA Kapsel supplementieren.

2.5 Stufe What

Der Klientin ist bewusst, dass keine Zeit keine Tatsache, sondern eine Entscheidung ist und dass sie ihre Prioritäten in ihrem Alltag anpassen muss. Gleichzeitig möchte sie sich nicht überfordern, indem sie zu viele Gewohnheiten auf einmal ändert. In der ersten Sitzung wurde also beschlossen, dass sie sich nun lediglich darauf konzentriert, genügend Obst und Gemüse zu sich zu nehmen und ansonsten ganz normal weiter zu essen. Sie nahm sich also konkret vor, täglich 3 Hände voll Gemüse (Mindestens 450 Gramm) und 2 Hände Obst (Circa 300 Gramm) zu sich nehmen. Somit nimmt sie genügend Ballaststoffe auf, welche lange sättigen und sie füllt außerdem ihren Mikronährstoffbedarf optimal, was Heißhunger verhindert und den Stoffwechsel optimiert (Luppa, 2020). Eine internal stabile Verhaltensweise ist wichtig, damit die Klientin ihre Ziele erreicht (Pieter & Dornberg, 2019). Während des Coachings soll also die Fähigkeit erlangt werden, eine ausgewogene Ernährungsweise durchzuhalten, ohne dass sich die Klientin eingeschränkt fühlt, weshalb ihr viel Freiraum für eigene Überlegungen und Lösungsvoschläge gelassen wurde.

Die zweite Sitzung hat ergeben, dass sie zukünftig schneller verfügbareres rohes Gemüse verzehren wird und gemeinsam mit ihrem Lebensgefährten in der Küche am Esstisch statt im Wohnzimmer vor dem Fernseher essen möchte. Das soziale Umfeld mit einzubeziehen, verspricht oft ein besseres Erfolgserlebnis, sowie ein besseres Durchhaltevermögen der Verhaltensänderung (Pieter & Dornberg, 2019).

In der dritten Sitzung wurde beschlossen, dass die Klientin zu jeder Mahlzeit eine Proteinquelle mitverzehren würde. Sie hat sich hierfür ein paar Optionen aufgeschrieben, die ihr gut schmecken, unter Anderem dabei waren: Ei, Kichererbsen, Magerquark, Hähnchenfleisch, Lachs und Hering. Eiweiß hat eine gute Sättigungswirkung und ünterstützt somit beim Abnehmen (Luppa, 2020). Da die Klientin die Gewohnheiten bisher einwandfrei umsetzen konnte, ist sie positiv und erfolgsversprechend gestimmt, die weiteren Änderungen sowie das Coaching anzunehmen und die Empfehlungen umzusetzen (Pieter & Dornberg, 2019).

Die Klientin hat sich in der vierten Sitzung vorgenommen drei Mahlzeiten mit jeweils einer Pause zwischendrin von vier bis fünf Stunden einzuhalten, um die Fettverbrennung nicht zu hemmen und somit noch mehr Gewicht zu verlieren. Hierfür hört sie auf ihr natürliches Hungergefühl und isst dann, wenn sie hungrig ist und so viel, bis sie satt ist. Danach achtet sie darauf vier bis fünf Stunden nichts außer ungesüßte Flüssigkeiten zu sich zu nehmen und dann wieder zu essen, wenn sie wieder Hunger verspürt. Möglicherweise wird das Vorhaben beeinträchtigt, wenn sie Hunger zwischendurch verspürt. Da sie aber bisher gute Ergebnisse erzielt hat, wird sie alles daran setzen, noch erfolgreicher abzunehmen (Pieter & Dornberg, 2019).

In der fünften Sitzung hat sich die Klientin vorgenommen, zwischen den Hauptmahlzeiten notfalls eine Scheibe Käse, Schinken, ein Ei, eine handvoll Macadamianüsse, Gurkenscheiben, eine Karotte oder eine Paprika zu konsumieren. Somit wird sie vorerst gesättigt und beeinträchtigt die Fettverbrennung ihres Körpers nur kurz und wenig (Luppa, 2020). Die Klientin ist sich sicher, dass sie diese weitere Empfehlung umsetzen kann, da sie an ihrem Rhythmus wenig ändern muss und inzwischen viel Durchhaltevermögen aufgebaut hat (Pieter & Dornberg, 2019).

Nach der sechsten Sitzung wollte Klientin X zwei bis dreimal pro Woche fetten Fisch wie zum Beispiel Lachs integrieren, da sie den Eigengeschmack von Leinöl nicht mochte und auch eher weniger von Kapseln als Supplement überzeugt war. Auch hier verspricht sie sich Erfolg, da sie bisher immer abgenommen hat und durch genaue Absprache, ob es in ihren Alltag passe, alle besprochenen Empfehlungen umsetzen konnte (Pieter & Dornberg, 2019).

2.6 Stufe Gap

In der zweiten Sitzung wurde diese Stufe lange besprochen, sodass die überaus positiven Ergebnisse gewertschätzt werden. Damit war das Teilziel realistisch zu erreichen, der Klient hat es sogar noch übertroffen. Klientin X erklärt sich dies, da sie mehr Obst und Gemüse und dafür weniger einfache Kohlenhydrate gegessen hat. Als nächstes Ziel werden 1,5 kg angepeilt, damit die Klientin nicht zu schnell abnimmt und somit im JoJo-Effekt landet.

In der dritten Woche hat die Klientin 1,7 kg verloren und war wieder sehr positiv gestimmt. Diese Motivation wurde genutzt, um weitere Gewohnheitsänderungen zu besprechen und sie mit einem positiven Gefühl in die nächste Woche zu entlassen. Diesmal sollte sie 1 Kilogramm verlieren, da man anfangs normalerweise mehr Gewicht verliert und es gegen später langsamer geht (Pieter & Dornberg, 2019).

In der vierten Woche hat die Klientin 0,6 Kilogramm verloren und war sehr demotiviert, da sie ihr Ziel nicht erreicht hat. Ihr wurde erklärt, dass dies beim Abnehmen normal sei und der Körper pro Monat einigen Gewichtsschwankungen unterlegen ist, jedoch solange es in die richtige Richtung geht, dies kein Problem ist (Pieter & Dornberg, 2019). Bis zur nächsten Woche wurde das Ziel gesetzt, 1 Kilogramm zu verlieren, wobei sie gleichzeitig Autogenes Training, sowie positive Selbstgespräche ausprobieren sollte, um sich weiterhin zu motivieren und ihre Aufmerksamkeit weg von den negativen Gefühlen lenken sollte.

In der fünften Woche hat die Klientin 0,7 kg verloren, was nur 300 Gramm Unterschied zum Ziel ist. Wir haben lange über Rückschläge gesprochen und wie man mit diesen umgeht. Sie hatte sich nun entschieden, als Rollenübung ein Vorbild zu finden, nach welchem sie handeln möchte, um sich besser zu fühlen und leichter Entscheidungen treffen zu können. Des Weiteren möchte die Klientin lange in der Fettverbrennung sein, um wieder höhere Gewichtsabnahmen zu erzielen.

In der sechsten Woche hat die Klientin 1,3 Kilogramm verloren, was sie sehr freute. Sie weiss, sie hat jetzt alle Kenntnisse, die ihr helfen weiterhin auch ohne den Coach abzunehmen. Ihr weiteres Ziel ist es wieder ein Kilogramm abzunehmen, den Zeitraum lässt sie aber offen, da sie nun weiss, dass sie Abnehmen kann wenn sie es möchte und dass es nicht so schlimm ist, wenn es nicht in einem kurzen Zeitraum passiert. Sie weiß jetzt, wie sie mit Rückschlägen umzugehen hat und fühlt sich jetzt viel sicherer.

Die Stufe Gap wurde also in der Beratung dazu genutzt, um die Coachingmaßnahmen dahingehend anzupassen, dass Maßnahmen der Rückfallsprophylaxe integriert wurden. Die Kundin hatte weniger Probleme damit, Gewohnheiten zu ändern und Empfehlungen umzusetzen, sondern eher mit ihren hohen Erwartungen an sich selbst und den daraus resultierenden negativen Gefühlen, als sie ihr Ziel einmal nicht erreichte.

2.7 Verhaltenstraining von Klientin X

„Verhaltenstherapie dient in erster Linie der Modifikation ungünstiger und der Stabilisierung neu erlernter, günstigerer Ernährungs- und Bewegungsgewohnheiten sowie der Bewältigung psychischer und sozialer Folgeprobleme (Lehrke und Laessle 2003)." (Pieter & Dornberg, 2019). Immer wenn also alte Gewohnheiten verändert werden sollen, ist es sinnvoll Strategien des Verhaltenstrainings anzuwenden, um diese effektiv zu trainieren und langfristig erfolgreich zu sein. Verhaltenstherapie konzentriert sich also darauf, Gewohnheiten zu ändern, um langfristig das gesetzte Ziel zu erreichen.

Tab. 4: Maßnahmenplan zum Verhaltenstraining (eigene Darstellung)

Strategie/Maßnahmen	Zeitlicher Rahmen	Begründung
Essen und Fernsehen trennen, essen nur in der Küche bzw. Esszimmer	Immer wenn zuhause gegessen wird, vor allem Abends	Indem man Fernsehen und Essen trennt und man nicht mehr abgelenkt ist, kann man sich mehr auf das Essen und den Genuss konzentrieren. Langfristig wird somit weniger gegessen und das Stressempfinden wird gemindert.
Vor dem Einkaufen etwas essen	Eine Stunde vor dem Einkaufstrip	Indem man nicht hungrig einkauft, ist man währenddessen entspannter und kauft weniger ein.
Ein Glas Wasser vor dem Essen trinken	10-15 Minuten vor den Mahlzeiten	Oft werden Hunger und Durst verwechselt. Indem man vorher trinkt, verhindert man diese Verwechslung und findet eventuell heraus, dass man durstig und nicht hungrig war.

2.8 Rückfallprophylaxe von Klientin X

Rückfallprophylaxe bezeichnet Strategien zum Umgang mit Rückfällen (Margraf 2002). Rückfallprophylaxe konzentriert sich also darauf, Rückfälle zu vermeiden und weniger darauf, Gewohnheiten zu ändern. Die Rückfallprophylaxe behandelt etwaige Risikosituationen schon vorher in der Coachingsitzung. Wenn der Klient sich bestimmte Risikosituationen bewusst macht und schon bevor diese überhaupt passieren eine Entscheidung trifft wie er damit umzugehen hat, fällt es ihm in der Situation leichter genau diese bereits vorher getroffene Entscheidung zu treffen.

Tab. 5: Maßnahmenplan zum Verhaltenstraining (eigene Darstellung)

Strategie/Maßnahmen	Zeitlicher Rahmen	Begründung
Sich selbst gut zureden (Selbstgespräche)	Immer bei zweifelnden Gedanken, sowie morgens nach dem Aufstehen.	Kognitive Ebene - das Gehirn unterscheidet nicht zwischen real erlebtem und nur vorgestellten Dingen, sich selbst gut zuzureden kann die Stimmung positiv beeinflussen und somit Rückfälle verhindern.
Autogenes Training als Stressmanagement bzw Entspannungstechnik	Bei zu viel Eigendruck, den sich die Klientin macht. Es wurde besprochen, dass sie Autogenes Training anwandte, sobald sie negative Gefühle verspürte, sei es aus einer stressigen Situation oder ihren eigenen Gedanken heraus.	Sympathikus und Parasympathikus ins Gleichgewicht bringen, körperlich Blutdruck senken, Rückfälle durch Stress werden verhndert.
Ein Vorbild finden, an welchem sie sich tagtäglich bei Entscheidungen orientiert (Rollenübung)	Jeden morgen nach dem Aufstehen sollte sie die Klientin überlegen, welche schwierigen Situationen sie heute begegnen könnte und wie sie mit diesen auch zukünftig umgehen könnte.	„Fake it till you make it" – das Gehirn unterscheidet nicht zwischen real erlebtem und nur vorgestellten Dingen, wenn die Klientin sich überlegt wie jemand anders gehandelt hätte und sich dann vorstellt, dass sie genauso handeln würde, fällt es ihr zukünftig leichter ebenso zu handeln und somit ihre Gewohnheiten und ihre Glaubenssätze zu ändern. Rückfälle durch falsche Glaubenssätze werden verhindert.

3 Darstellung einer Coaching-Sitzung

3.1 Coachinghaltung

Die Coaching Haltung beschreibt die innere Haltung des Coaches. Menschen reagieren auf bestimmte Situationen unterschiedlich, je nachdem wie ihre innere Haltung zur Situation ist (Jaromin-Bowe, 2015). Ein Coach, der zum Beispiel die innere Haltung: „Der Klient ist faul und träge von Natur aus!" hat, wird anders mit dem Menschen umgehen und ihm andere Empfehlungen geben, als Jemand, dessen innere Haltung ist: „Der Kunde ist motiviert!". Als Coach sollte man besonders günstige Bedingungen zur Hilfe zur Selbsthilfe schaffen, den Klienten ermutigen und das Motivationspotenzial entwickeln und entfalten, um auf langfristige Sicht eigene Problemlösefähigkeiten zu trainieren. Günstige Fragen und empathisches Spiegeln unterstützen dieses Vorhaben. Wenn die innere Haltung stimmt und man Menschen einlädt, statt sie anzutreiben, können sich Potenziale zeigen und entfalten (Jaromin-Bowe, 2015).

Um Menschen zu motivieren, könnte man zum Beispiel über gelungene Erlebnisse, Erfolge oder Strategien sprechen. Motivation muss intrinsisch erfolgen. „Menschen treffen immer die beste Wahl, die ihnen im jeweiligen Moment und mit den jeweils vorhandenen Informationen möglich ist" (Jaromin-Bowe, 2015). Teilnehmer dort abholen, wo sie stehen, auch wenn es bedeutet immer wieder dasselbe zu üben. Wir wissen nicht, was „gut" für Andere ist, auch wenn wir glauben es doch nur „gut gemeint" zu haben, deshalb ist es erfolgsversprechender, den Klienten selbst die Führung zu überlassen und diese nur bei der Lösungsfindung zu unterstützen.

Carl Ransom Rogers war ein amerikanischer Psychologe. Er entwickelte die Klientenzentrierte Gesprächstherapie. Der Erfolg einer Therapie ist hiernach nicht abhängig vom Wissen des Coaches, sondern von dessen innerer Einstellung (Rogers, 1991).

„Die klientenzentrierte Orientierung ist eine sich ständig weiterentwickelnde Form der zwischenmenschlichen Beziehung, die Wachstum und Veränderung fördert."(Rogers, 1991)

Auch die Compliance im Coaching ist ein wichtiger Faktor, der zum Erfolg der Therapie beiträgt. Compliance bedeutet die Bereitschaft eines Patienten zum aktiven Mitwirken an den Coaching Sitzungen und der Lösungsfindung seiner Probleme (Kempa, 2012). Idealerweise holt der Coach den Klienten da ab, wo er sich emotional befindet und fördert so die Compliance des Kunden.

3.2 Ziel, Ablauf und Ergebnis einer Coachingsitzung

„Nach dem Transtheoretischen Modell (Prochaska und DiClemente, 1982), gibt es fünf Stufen der Verhaltensänderung: Die Absichtslosigkeit, die Absichtsbildung, die Vorbereitung, die Handlung und die Aufrechterhaltung (Prochaska und DiClemente, 1982). Unsere Klientin befindet sich derzeit auf Stufe 2: Der Absichtsbildung. Sie ist unzufrieden mit ihrer Figur und möchte ihr Gewicht reduzieren, weiß jedoch noch nicht wie – sie hat keine konkreten Umsetzungspläne ist sich aber des Problems bewusst. Sie sie befindet sich noch in der Phase des Wünschens. Sie lässt sich jedoch beraten, was darauf schließen lässt, dass sie in Erwägung zieht, ihr Verhalten innerhalb der nächsten sechs Monate zu ändern. Klientin X muss den Entschluss zur Handlung fassen. Dafür muss sie die Opferrolle verlassen, lernen an ihre eigene Kompetenz zu glauben und realistische Ziele entwickeln." (Kretz, 2019)

Ein gesundheitspsychologisches Ziel, welches im Verlauf der Beratung während der Intentions- und Zielbildungsphase erreicht werden soll, ist die Bewusstmachung des Gesundheitsrisikos, welches aus einer fehlerhaften Ernährung resultiert. Klientin X soll bewusst werden, dass ihr Übergewicht eine Bedrohung ihrer Gesundheit darstellt und dies langfristig negative Folgen nach sich ziehen kann. Des Weiteren sollte ihr der Nutzen einer Gewichtsreduktion aufgezeigt werden - ihr muss klar werden, was eine höhere Lebensqualität für sie bedeutet, dass es mehr Vorteile als Nachteile gibt und sich der Aufwand für sie lohnt. Der Berater ist dafür zuständig, ihre Motive und Beweggründe herauszufinden und sie psychisch so zu stärken, dass sie selbst den nächsten Schritt gehen kann und dabei lösungsorientiert handelt. Sie sollte sich ihr Ziel genau erarbeiten und es dadurch visualisieren können. Der Berater hilft dem Klienten, psychische Widerstandsfähigkeit aufzubauen, indem er die internale Motivation des Klienten herausfindet und ihn darin bestätigt. Dadurch ist es dem Klienten möglich, eigene Erfahrungen zu machen und damit sein Selbstbewusstsein zu stärken sowie seine Selbstwirksamkeitserwartung zu erhöhen. (Pieter, 2018, S.188-191)." (Kretz, 2019)

Das Ziel der Sitzung war es der Klientin klar zu machen, welches ihr tieferliegendes Motiv ist und ihr bewusst zu machen, was passieren würde, würde sie nichts ändern. Sie sollte die Beratung verlassen und motiviert sein etwas zu ändern und Empfehlungen umzusetzen.

„Um das Problem des Klienten effizient lösen zu können, ist es wichtig, viele verschiedene Informationen des Kunden zu erhalten: durch offene Fragen ermöglicht man dem Kunden, weit auszuholen und somit später eine spezifischere und effektivere Lösung anbieten zu können.

Indem der Berater mehr fragt als anleitet, wird der Klient Schritt für Schritt an die Selbstwirksamkeit herangeführt und er lernt auch selbst tätig zu werden und nach Lösungen zu suchen. Die Ideen des Klienten sollten deswegen ernst genommen werden, um ihn noch mehr darin zu bestärken selbst tätig zu werden. Natürlich sollen lebensnahe Anregungen und Hilfestellungen dabei helfen, dem Kunden den „richtigen" Weg zu weisen, dabei sollte der Berater den Klienten jedoch keinesfalls überreden, sondern vielmehr dem Klienten das eigene Potential und den Nutzen einer Verhaltensänderung aufzeigen. Der Kunde sollte also Schritt für Schritt zur sogenannten „Compliance" geführt werden, was bedeutet, dass der Kunde am Ende des Gesprächs Eigenaktivität ausdrücken sollte und bereit dazu ist, gesundheitsfördernde Maßnahmen umzusetzen.

Idealerweise treffen sich beide Parteien zum Schluss in der Mitte: Der Kunde fragt nach einer Lösung und ergreift somit Eigeninitiative und der Berater bietet ihm eine genau ihn zugeschnittene Lösung an, wodurch der Erfolg des Beratungsgesprächs garantiert ist (Pieter, 2018, S.204 – 211)." (Kretz, 2019)

Am Ende der Beratung war der Klientin klar, welches ihr tieferliegendes Motiv ist und ihr war bewusst, was passieren würde, wenn sie nichts an ihren Verhalten änderte. Sie verließ die Beratung motiviert und bereit etwas zu ändern und Empfehlungen umzusetzen.

3.3 Gesprächsaussagen der Coachingsitzung

In der folgenden Sitzung wurde das bereits erlernte aus dem Studienmodul Psychologie des Gesundheitsverhaltens und Ernährungspsychologie angewendet. Anders als zum letzten Psychologischen Studienmodul, war diese Darstellung der Beratung nicht fiktiv, weshalb es eine lange Vorbereitungzeit für die anfänglichen Coachings benötigte. Es wurde genau darauf achtete die wichtigsten Punkte der Beratung miteinzubeziehen. Der Wortlaut in der Beratung könnte ein etwas anderer gewesen sein, folgende Beratung ist eine nachfolgende Darstellung.

„Nach der freundlichen Begrüßung, etwas Small-Talk, um das Eis zu brechen und Pacing Methoden, um eine positive Beziehungsebene herzustellen, stellt der Berater weitere offene Fragen, damit die Kundin ausholen muss und sie somit ihr Motiv, also ihren Schmerzpunkt verrät.

Berater: *„Sie sind heute hier, weil Sie Ihr Gewicht reduzieren wollen. Was hat Sie gerade jetzt dazu bewegt, mich zu kontaktieren?"*

Klientin X: *„Ich bin letztens in meinem Fitnessstudio auf eine Körperanalysewaage gestiegen, welche gezeigt hat, dass mein biologisches Alter 30 beträgt, obwohl ich doch gerade mal 22 Jahre jung bin. Dieses Erlebnis hat mich so schockiert, dass ich beschlossen habe, dass ich etwas ändern musste, um diese Zahl zu verringern.*

Es wurde nun ein Problembewusstsein bei der Klientin geschaffen. Danach formuliert der Berater die Frage um, um ihr positive Hin-Zu-Ziele klar zu machen, ihr den Nutzen klar zu machen und sie in eine positive Stimmung zu versetzen.

Berater: *„Was meinen Sie, würde passieren, wenn Sie nichts an ihrem Verhalten ändern?"*

Klientin X: *„Ich denke dann würde ich immer weiter zunehmen und irgendwann an Koronaren Herzkrankheiten erkranken. Diese sind in meiner Familie sowiso stark vertreten. Ich weiß, wie gefährlich das ist, mein Lebensgefährte sowie mein nahes Familienumfeld haben ähnliche Probleme und leiden unter ihrem starken Übergewicht."*

Berater: *„Es ist super, dass Sie sich schon des Problems bewusst sind, leider gibt es da noch mehr Risiken: im Schlimmsten Fall eine Erkrankung an Diabetes Mellitus oder eines gestörten Fettstoffwechsels. Aber wenn wir das jetzt angehen, können wir diese Risiken maßgeblich reduzieren. Was würde sich denn für Sie verändern, sollten Sie ihr Wunschgewicht erreichen, wie würde sich das für Sie anfühlen?"*

Kunde: *„Ich würde mich endlich komplett wohl fühlen, anziehen was ich möchte und müsste mir keine Sorgen um meine Gesundheit machen. Außerdem könnte ich so auch meinem Lebensgefährten beim Abnehmen helfen.*

Da wir nun ein allgemeines Ziel haben, versucht der Coach herauszufinden, wie hoch ihre Selbstwirksamkeitserwartung ist, um sie entsprechend unterstützen zu können.

Durch gezielte Fragen nach ihren Erfolgen, bringt der Coach sie dazu, an sich selbst zu glauben.

Berater: *„Es gibt doch bestimmt Schwierigkeiten, die Sie schon einmal in Ihrem Leben gemeistert haben, richtig? Welche sind das?"*

Kunde: *„Na ja, ich habe treibe regelmäßig Sport – und oft fällt mir da auf, wie stark mein Körper und meine Psyche eigentlich sind und wie oft ich das Gewicht zum Beispiel bei Kniebeugen oder Kreuzheben erhöhen kann.*

Berater: *„Na also, dann wissen Sie ja, wie wichtig es ist an sich selbst zu glauben und eine positive Ergebniserwartung zu haben. Glauben Sie, Sie können es schaffen, wenn Sie voller zuversichtlicher Gedanken sind?"*

Kunde: *„Ja, ich glaube ich schaffe das!"*

Die Kundin ist nun bereit, ihr Ziel zu spezifizieren: mithilfe der SMART-Formel versucht der Berater ihr allgemeines Ziel in realistische Teilziele umzuformulieren. Außerdem lässt der Berater der Kundin die Entscheidungsfreiheit, so wird sie Selbstwirksam und ist Zielorientiert.

Der Coach fragt nun nach ihren Sozialkontakten, das diese meist einen großen Teil zum Erfolg einer Gewohnheitsänderung beitragen. Die Kundin überlegt hier, wie sie ihre neuen Gewohnheiten in den Alltag integrieren kann.

Berater: *„Wer meinen Sie, könnte Sie dabei unterstützen ihr Ziel zu erreichen?"*

Kunde: *„Mein Partner macht bestimmt mit, ihm würde es auch nicht schaden und gemeinsam ist das immer leichter."*

Der Coach stellt die Kundin auf ein paar emotionale Barrieren ein, um sicherzustellen, dass sie trotz Schwierigkeiten auf dem Weg bleibt und somit eine höhere Chance auf Erfolg hat. Zum Schluss scheint die Kundin motiviert, gut informiert und handlungsbereit, sie hat das Rubikon überschritten und würde am liebsten sofort beginnen.

Berater: *„Stellen Sie sich auch auf ein paar schwierige Situationen ein: Was machen Sie zum Beispiel, während Sie auf der Arbeit sind und Mittagspause haben? Es ist gut sich*

auch Gedanken um solche Situationen zu machen, dann trifft es Sie nicht unvorbereitet
und Sie können ganz einfach damit umgehen."

Kunde: *„Ich könnte Vorkochen und mich da mit meinem Partner abwechseln. Das ist eine*
super Idee! Ich habe ein sehr gutes Gefühl bei dieser Sache und kann es gar nicht erwar-
ten, anzufangen!""

(Orientiert an Kretz, 2019)

4 Ergebnisbewertung und Schlussfolgerung

Klientin X schätzt das Ergebnis positiv ein. Sie erkannte einen deutlichen Unterschied zu
der Person, die zur ersten Sitzung erschien und der Person, die jetzt aus der Beratung geht.
Nicht nur körperlich, denn sie hat einiges an Gewicht verloren, sondern vor Allem auch
psychisch. Sie traut sich jetzt zu, die letzten Kilos auch ohne einen Coach abzunehmen
und in Zukunft keine Probleme mit dem Gewicht mehr zu haben.

Das Ergebnis der Klientin ist mehr als zufriedenstellend. Ihre Lösungsbereitschaft wird
als sehr positiv beurteilt. Die guten Ergebnisse waren nur möglich, da die Klientin stets
mitgearbeitet hat und Eigeninitiative und Umsetzungsbereitschaft gezeigt hat. Die Klientin hat angefangen, sich selbst und ihre Gesundheit zur Priorität zu machen und auch ihren
Lebensgefährten positiv zu beeinflussen. Es wird ihr zugetraut, zukünftig ohne Hilfe eines Coaches weiterhin gesunde Entscheidungen zu treffen und sich gesunde Gewohnheiten anzugewöhnen. Die Gesprächsatmosphäre war stets produktiv und angenehm. Als
Schlussfolgerung wird gezogen, dass die Beraterin sich nächstes mal wieder genauso gut
vorbereiten wird, da sie sich vor jeder Coachingsession vor Augen rief, was erreicht werden soll, sowie bestimmte Fragen bereits aufgeschrieben hatte. Nächstes mal sollte nur
eine Sache anders gemacht werden: Die Klientin oder der Klient sollte besser darauf vor-
bereitet werden, dass eine Gewohnheitsänderung lange dauert und das Gewicht bei einer
Abnahme auch gerne mal stagnieren oder nur ein klein wenig weniger werden darf. Dies
ist völlig normal und kein Rückschritt.

Abschließend lässt sich sagen, dass der Einsatz des GROW-Modells definitiv zu hervor-
ragenden Ergebnissen führen kann, allerdings kommt es immer darauf an wie hoch die
Compliance des Klientin ist und ob dieser bereit ist, andere Prioritäten zu setzen und sein
Verhalten zu ändern.

5   Literaturverzeichnis

Deutsche Adipositas-Gesellschaft e.V. [DAG] (2014), S.46. *Interdiszuplinäre Leitlinie der Qualität S3zur „Prävention und Therapie der Adipositas“.* Zugriff am 10.09.20. Verfügbar unter: https://www.adipositasgesellschaft.de/fileadmin/PDF/Leitlinien/S3_Adipositas_Praevention_Therapie_2014.pdf

Deutsche Gesellschaft für Ernährung e. V. (2020). *Vollwertig essen und trinken nach den 10 Regeln der DGE.* Zugriff am 10.09.2019. Verfügbar unter: https://www.dge.de/ernaehrungspraxis/vollwertige-ernaehrung/10-regeln-der-dge/

Grant, A. M. (2011). *The Coaching Psychologist.* Volume 7, No. 2, December 2011. The British Psychological Society, 7 (2), 118-131.

Jaromin-Bowe, J. (2015). *E.L.A.N. Ernährungsbasics erLernen & Alltagstauglich Nutzen* (2. Aufl.). Dortmund: systemed verlag.

Kempa, S. M. (2012). Weiterbildung zum Compliance Coach – Den Therapieerfolg sichern. *Heilberufe/Das Pflegemagazin,* 64 (6), S.51-52.

Kretz, A. (2019). *Einsendeaufgabe Psychologie des Gesundheitsverhaltens.* Dortmund: Deutsche Hochschule für Prävention und Gesundheitsmanagement.

Luppa D. (2020). *Studienbrief Ernährung 1* (rev.23.035.000 3). Saarbrücken: Deutsche Hochschule für Prävention und Gesundheitsmanagement.

Pieter A. (2019). *Studienbrief Psychologie des Gesundheitsverhaltens* (rev.20.033.000). Saarbrücken: Deutsche Hochschule für Prävention und Gesundheitsmanagement.

Pieter A. & Dornberg A. (2019). *Studienbrief Psychologie des Gesundheitsverhaltens* (rev.20.032.000). Saarbrücken: Deutsche Hochschule für Prävention und Gesundheitsmanagement.

Prochaska J.O. und Diclemente C. (1982). *Trans-Theoretical Therapy – Toward A More Integrative Model of Change*

Stieß, I. & Hayn, D. (2005). *Ernährungsstile im Alltag.* Institut für sozial-ökologische Forschung (ISOE) GmbH.

Whitmore, J. (2009). *Coaching for Performance The Principles and Practices of Coaching and Leadership (People Skills for Professionals).* Finnland: Nicholas Brealey Publishing.

World Health Organisation (2000). Zugriff am 10.09.2020. Verfügbar unter https://www.euro.who.int/en/health-topics/disease-prevention/nutrition/a-healthy-lifestyle/body-mass-index-bmi

Anhang

Anhang 1:

Ernährungsprotokoll Muster (Jaromin-Bowe, 2015)

☐ Arbeitstag   ☐ arbeitsfreier Tag   ☐ Wochenende

Zeit / Mahlzeit	Menge	Lebensmittel / Getränke	Bemerkungen

Anhang 2:

Modifiziert nach dem Aufschrieb der Klientin.

	Kurzfristige Folgen	Langfristige Folgen
Gewohnheitsänderung	Unangenehmes erklären in Sozialsituationen, Mehr Aufwand beim Zubereiten der Speisen, viel Selbstdisziplin, die aufgebracht werden muss	Langfristige Gewichtsabnahme, keine gesundheitlichen Probleme, glücklicher und zufriedener Ausgangszustand
Keine Gewohnheitsänderung	Kein unangenehmer Aufwand, um angewöhnte Muster zu ändern	Gewichtszunahme, gesundheitliche Probleme, Psychische Probleme, Probleme im Sozialleben

BEI GRIN MACHT SICH IHR WISSEN BEZAHLT

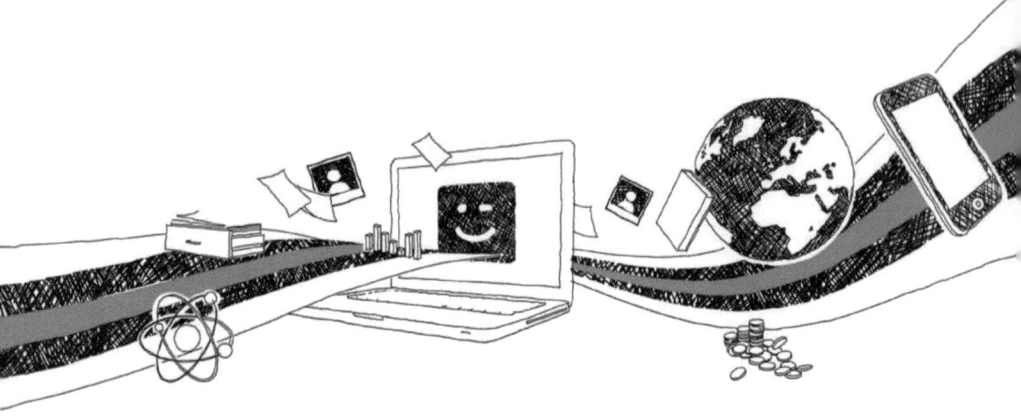

- Wir veröffentlichen Ihre Hausarbeit,
  Bachelor- und Masterarbeit

- Ihr eigenes eBook und Buch -
  weltweit in allen wichtigen Shops

- Verdienen Sie an jedem Verkauf

Jetzt bei www.GRIN.com hochladen und kostenlos publizieren

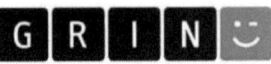